ÉGYPTE

ET CHOLÉRA

PARIS. — IMP. SIMON RAÇON ET COMP., RUE D'ERFURTH, 1.

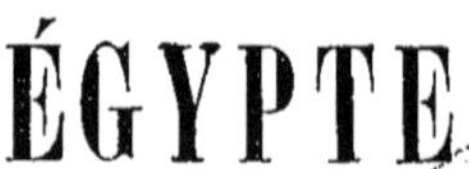

ÉGYPTE

ET

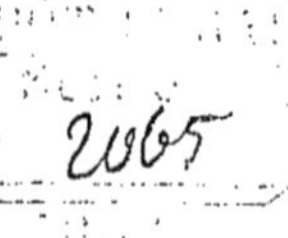

CHOLÉRA

PAR

LE Dr E. DU VIVIER

PARIS
VICTOR MASSON ET FILS
PLACE DE L'ÉCOLE-DE-MÉDECINE

1866

ÉGYPTE

ET CHOLÉRA

La question du choléra prend une place chaque jour plus importante dans les préoccupations publiques. Est-il besoin en effet de rappeler que les maladies les plus formidables ont une sorte de périodicité, et reviennent sinon à des intervalles égaux, du moins toujours dans des circonstances analogues? Le choléra est de ce nombre.

Dans les temps anciens, comme dans les temps modernes, cette maladie s'est montrée fréquemment dans le monde, et toujours au milieu des mêmes symptômes sociaux.

La première explosion authentique du choléra dans l'Hindoustan remonte à 1775. C'est à cette époque qu'il commence ses sinistres excursions, mais il ne s'étend au dehors qu'à partir de 1817, en rayonnant dans trois directions nord-ouest sud-ouest et sud-est. En 1823, il passe de la Perse dans les provinces asiatiques de la Russie; mais pendant sept années encore il semble arrêté par le Caucase et les monts Ourals. Il ravage ensuite la nouvelle Géorgie, les provinces du Caucase, etc., puis il se propage rapidement dans les provinces occidentales de la Russie, mais ce n'est qu'en juin et en juillet qu'il apparaît sur les bords de la mer Noire et dans les principautés Danubiennes; en même temps il éclate à l'extrémité septentrionale de l'empire, à Arkangel, par 64°32 de latitude, bien avant de se montrer à Saint-Pétersbourg.

Tout dans sa marche semble capricieux, irrégulier, fait pour dérouter les prévisions, les explications. Ainsi il n'a pas encore gagné l'Europe occidentale, lorsque tout à coup, on signale sa présence en Angleterre, puis il gagne l'Écosse, et ce n'est qu'au mois de février 1832, qu'il se déclare à Londres.

On devait s'attendre alors à le voir entrer en France, soit par les ports de la Méditerranée, soit par ceux de la Manche, ou par les frontières de l'est. Point du tout, il éclate tout à coup, on ne sait comment, à Paris le 13 février, d'où il ne tarde pas à se répandre sur quarante-quatre départements.

Certes, l'explication de pareils phénomènes nous accable : toutefois ne nous laissons pas décourager, car tôt ou tard, la science finira par lutter avec succès contre cette terrible maladie. Il en est, d'ailleurs, du choléra comme de certaine question de hautes mathématiques ; poser d'une manière précise les termes du problème, les dégager les éléments qui ne lui appartiennent réellement pas, en présenter les faces principales à l'étude est déjà un travail, et lorsqu'on y est parvenu, la question est presque résolue.

Il est prouvé par tous les médecins qui se sont dévoués pour étudier le choléra à sa source, que cette terrible maladie est un véritable empoisonnement. Le poison insaisissable qui l'occasionne est-il tenu en suspension dans l'air, ou dans les eaux ; pénètre-t-il dans l'organisme par les voies respiratoires ou par les voies digestives, on l'ignore, bien que les troubles intestinaux, par lesquels la maladie débute, rendent plus probable la seconde hypothèse.

Mais quels sont ces dérangements ? Ce point est si important dans les débats de nos jours, qu'il est nécessaire d'en indiquer les principaux caractères.

Tous les individus atteints de diarrhées résiformes qui présentent à l'analyse chimique une grande proportion de chlorures alcalins sont sous l'influence de manifestations premières qui rendent l'évolution cholérique inévitable : les adversaires de l'école anglaise ne peuvent se dissimuler que cette affirmation soit un débat en règle, mais la démonstration d'une *période prémonitoire* comme principe de symptômes caractéristiques du choléra est irréfutable pour ceux qui admettent une perturbation profonde dans les fonctions organiques qui sont sous la dépendance immédiate du système nerveux trisplanchnique. M. le docteur Chapman, de Londres, a cherché à établir sur cette théorie une nouvelle médication du choléra; il y a là une révélation, mais l'erreur ne serait-elle pas grande si l'on voulait nier que des gens, en apparence bien portants, eussent été pris du choléra sans autres préliminaires que les symptômes de la maladie elle-même? Oui, certes, et tout doute cessera pour celui qui, après avoir fait appel au témoignage de l'observation, se sera assuré que le plus puissant auxiliaire du choléra est : *la peur*.

Sans doute, nous pouvons reconnaître facilement le choléra indien à ses signes visibles : déjections alvines, vomissements, albuminurie, suppression des urines, anxiété précordiale, crampes violentes, face grippée, excavation des yeux, teinte cyanosée de la peau, sueur visqueuse, algidité qui se communique jusqu'à la langue et même à l'haleine, soif inextinguible, extinction de la voix, suppression du pouls, mais l'essence intime comment la connaître ?

Or, de ce que nous ne pouvons comprendre cette essence, s'ensuit-il qu'elle n'existe pas ? Nullement puisque nous savons, au contraire, de science certaine qu'au delà du connu, il y a l'inconnu.

Voilà des vérités sur lesquelles il est facile d'acquérir une opinion précise, mais pour débattre entièrement la question, il faudrait exposer toute la symptomatologie du choléra dont elle est la base.

Gardons-nous de l'erreur vulgaire qui, ne voyant dans le choléra que ces trois formes, la sidérale, la tétanique, l'algide, le considère comme une maladie incurable ; mais n'oublions pas, toutefois, de signaler comme se rattachant aux affections secondaires toutes les complications qui ne constituent pas des formes symptomatiques. Elles ont été indiquées de tout temps et dans toutes les régions qu'a parcourues le choléra asiatique. C'est au milieu ou à la fin de la seconde période, quelquefois au début de la convalescence, qu'on les voit se manifester sous les types les plus variés. L'*influence* des pays chauds leur donne un caractère particulier, mais les physiciens, les chimistes, les météorologistes, les micrographes ne sont pas encore parvenus à nous fixer, à l'aide de leurs recherches sur l'*influence* atmosphérique, non plus qu'aux microzoaires et aux microphyles dus au choléra indien.

Et c'est ici, qu'allant à l'origine même, et faisant remonter le choléra à sa source, il est facile de démontrer que cette maladie est produite par des émanations miasmatiques qui ont leur foyer principal d'élaboration dans le delta du Gange, qui n'a pas moins de 200 kilomètres de côtes et 3,650 de superficie.

Voici sur cette grande question la vérité des choses :

« L'administration anglaise, au lieu d'édifier, n'a fait que détruire. Les plus beaux fleuves du monde qui, au moyen de canaux, de dérivations, fertilisaient et pouvaient fertiliser encore d'immenses régions, sont abandonnés à eux-mêmes, et vont, après avoir traversé des terrains stériles, en y formant des marais, se perdre dans la mer et dans les sables :

« La Compagnie des Indes, jusqu'en 1843, c'est-à-dire pendant plus de soixante ans, n'avait pas ouvert un puits, creusé un étang, coupé un canal, pour l'avantage de ses sujets indiens; elle n'avait pas tracé une route, si ce n'est pour le passage de ses armées; encore était-ce ordinairement un ouvrage si éphémère, que, l'année suivante, il fallait remettre la main à l'œuvre.

« Si l'on trouve que j'exagère, ajoute l'auteur de ce passage[1], c'est un témoignage anglais même que j'invoquerai, celui de l'*India New's* (résumé officiel de la statistique indienne, publié chaque mois), où il est dit officiellement que, dans un seul district de la présidence de Madras, celui de *North Arcoot*, dans une seule année, en 1827, le nombre des étangs crevés, emportés et détruits par les inondations, ne se montait pas à moins de onze cents, après que ce district avait été sous la tutelle de l'Angleterre depuis un quart de siècle, et ainsi, des districts entiers sont dépeuplés et retournent à l'état de nature.

[1] *L'Inde anglaise, en* 1841 *et* 1843, par M. le comte de Warren, t. II, p. 156 et suiv.

« Du temps des conquérants mogols, un admirable canal, appelé *le Doab*, partant de Delhi, fertilisant dans son parcours plus de 200 milles de pays, et qui était entretenu depuis avec tant de soins par les indigènes, est entièrement détruit, et ces contrées, si fertiles et si salubres, sont devenues maintenant le séjour de bêtes féroces et le réceptacle de quelques groupes d'individus, vrais solitaires errant sous des ombrages funéraires. » (*India New's*, journal officiel, 1844.)

Tracer un pareil tableau, c'est indiquer les difficultés du défrichement des terrains marécageux, et répondre à M. le docteur Bonafont, qui ne voit dans tous les systèmes proposés pour arrêter les invasions du choléra, qu'un expédient transitoire, qu'on peut admettre en pratique, comme un moindre mal, mais qu'on ne saurait ériger en théorie absolue[1].

Sans nous arrêter ici à discuter l'exécution plus ou

[1] Voici les conclusions textuelles du travail de M. Bonafont : « Si on organise des moyens hygiéniques pour combattre le fléau, il faut nécessairement les diriger vers les pays d'où il vient, et les appliquer à la source même où ils se développent. Partout ailleurs les mesures si complètes, si intelligentes qu'elles soient, ne sauraient avoir qu'un résultat presque nul. »

moins possible d'une opinion du plus haut intérêt, admettons avec tout le monde que les marécages fournis par les ramifications des fleuves tropicaux, à leur embouchure, sont les sources d'où émanent la fièvre jaune et le choléra, qui ne diffèrent des fièvres paludéennes que par l'activité de leurs symptômes sur des individus placés dans leur sphère d'action.

Mais ensuite tout devient obscur, épineux, compliqué. L'embarras n'est pas en effet de dire les choses sans aucune assurance de plaire en tout lieu, il est plus difficile encore de les voir comme elles sont. Désormais plus de statistiques, de documents officiels pour guider et appuyer une opinion; et puisqu'il faut entrer *medias in res*, je crois pouvoir dire que pendant mon séjour en Égypte comme attaché à la mission envoyée par le gouvernement français, j'ai été à même de me convaincre que les individus une fois atteints par le choléra deviennent des foyers d'infection pour tous ceux chez lesquels existe déjà une prédisposition particulière, et en outre que le fléau trouve dans le delta du Nil des éléments aussi propices à son action morbide que dans celui du Gange.

C'est donc là, en Égypte, qu'est le nœud de la

situation, le cœur même d'un débat qui trouve peu d'indifférents.

Mais, avant de quitter le domaine des idées et d'entrer dans celui des faits, pour confirmer la nécessité de mesures sanitaires qui ne peuvent manquer de tenir la première place dans la prophylaxie du choléra, comme dans les préoccupations publiques, il faut prendre du champ, et expliquer comment l'Égypte, déjà frappée cinq fois par le fléau en 1831, en 1848, en 1850, en 1855, en 1865, est le terrain sur lequel le principe de transmission du choléra trouve sa certitude mieux encore qu'en France, où néanmoins le nombre des victimes du fléau s'est élevé, en 1832, à plus de 100,000; —en 1849, à plus de 110,000, — et en 1854, à plus de 145,000.

Au nombre des contrées lointaines qui mêlent leurs annales à celles des nations européennes, il en est une sur laquelle l'attention s'est portée dès les premières manifestations du choléra pour ne plus la quitter. Nous voulons parler de l'Égypte, où la civilisation vue par le gros bout de la lunette est un trompe-l'œil. On sait que cette contrée est bornée au nord par la Méditerranée, au sud par la cataracte d'Asouan. Mais la politique en posant ces limites n'a tenu aucun compte des indications fournies soit par l'examen attentif des croyances religieuses, soit par l'étude comparée des races. Au nord-est du continent africain, de la mer à l'équateur, s'étend une zône immense de terrain, bassin d'un même fleuve, le Nil, qui, après avoir réuni les eaux d'un grand nombre d'affluents, semble également réunir sur ses rives les races de toutes les contrées d'où lui viennent des tributaires. Ces races, les unes sauvages, incapables de se gouverner, les autres plus heureusement situées ou plus privilégiées, forment une population douce, facile à instruire, capable de progrès, mais sans secours contre l'injustice, sans espérance, et, on peut le dire, sans famille, car le père d'enfants esclaves n'a pas de famille : un tel peuple ne peut que travailler, souffrir et mourir.

Tout le monde a vu, au musée égyptien, de longues silhouettes aux contours anguleux qui se profilent çà et là parmi les hiéroglyphes des sarcophages. Après 4,000 ans les portraits n'ont rien perdu de leur ressemblance, le fellah de nos jours paraît calqué sur le laboureur de Rhamsès. De fait, le type s'est perpétué, parce que la race est restée la même.

Lorsque le fellah prend une femme, c'est dans

l'intention de la faire travailler comme une bête de somme, le mariage doit constituer pour lui une véritable économie : si l'homme s'emploie à certaines corvées, à la femme incombe le labeur quotidien. Car le Koran, cette Bible des nomades, n'a point prêché le travail manuel, et, fidèle aux prescriptions de la loi, le fellah se fie un peu sur la femme et beaucoup sur Dieu. L'imprévu compte pour une si grande part dans sa vie, il lui faut si souvent s'employer au gré de ses maîtres, que peu lui importe de payer le tribut à César, à Ptolémée ou à Sésostris.

L'apathie est le suprême remède des désespérances, elle s'allie du reste merveilleusement au fatalisme, qui fait le fond de la croyance mahométane.

On sait que la fertilité de l'Égypte est proverbiale, que sous ce rapport elle ne laisse rien à désirer ; le blé, le maïs, etc., le lin, le chanvre, la canne à sucre, le mûrier y croissent à l'envi ; mais on n'y voit ni forêts, ni sites variés, c'est toujours la même culture, le même village situé sur une légère éminence de terrain qui le préserve des inondations, ombragé du même bouquet de palmiers dont les têtes s'élèvent au-dessus des mêmes huttes en boue, basses, sans fenêtres, à peine larges de quelques mètres, dans lesquelles parents, enfants, ânes, bétail, poules, pigeons, dévorés par la vermine, s'entassent pêle-mêle et reposent dans une naïve promuiscuité : du reste ces gens-là n'ont aucune conscience de leur condition, et ce qu'on appelle honneur, cette pudeur de l'homme civilisé, n'a pas même d'équivalent dans la langue arabe.

Des deux grandes villes arrosées par le Nil, dans lesquelles j'ai été appelé à séjourner, la première par ordre de visite, Alexandrie, témoigne de ce que peut la stagnante immobilité de cet Orient mystique, obstiné, au milieu duquel le progrès étranger circule sans pénétrer, qui ne veut rien de l'Européen, pas même le bien, et se tient serré autour de ses mosquées à l'ombre épaisse de ses antiques superstitions : sur 160,000 habitants, Alexandrie compte plus de 70,000 colons différents d'allures, de mœurs, sans autre lien qu'un immense désir de s'enrichir promptement, qui en font une ville mercantile, florissante, mais où le luxe de quelques-uns coudoie sans cesse l'effroyable misère du plus grand nombre. Au point de vue hygiénique, la ville a toute la prose d'une grande cité européenne, malpropre et mal bâtie. Le quartier arabe lui-même n'a de l'Orient que l'horrible saleté ; devant toutes les portes les tas d'immondices semblent avoir élu domicile, et la boue, lac immense, baigne, trois mois durant, le pied des maisons : il est vrai qu'au printemps, grâce au soleil, le marécage se transforme en un moelleux tapis de poussière. Quand on est riche, on peut à la rigueur faire transporter chaque soir, par des esclaves, les déjections sur les bords de la mer, immense réservoir pour les immondices, dont le parfum imprègne la brise du large, et peut être dès lors mieux jugé par l'odorat que démontré par des syllogismes.

Les renseignements parvenus jusqu'à nous attestent pourtant les précautions prises à ce sujet par les villes anciennes : mais, depuis le législateur des Hébreux qui, dans le Deutéronome, a inscrit des prescriptions hygiéniques indispensables, on a eu bien le temps d'oublier ; et en 1865, l'autorité se contente de faire enlever les immondices et les boues quand elles prennent le développement d'une colline.

Pour expliquer cet état de choses il suffira de dire que l'administration comprend sans doute la nécessité des prescriptions hygiéniques, mais que par suite des capitulations qui interdisent aux pachas toute immixtion dans les affaires des résidents européens, chacun vit de son côté, ne relevant que de son pays ; toutefois ne pourrait-on pas, sans blesser des susceptibilités toujours ombrageuses, signaler à l'autorité égyptienne les principaux arrêtés et ordonnances depuis 1374 jusqu'en 1864, réunis en un recueil par le service municipal de Paris?

L'inconvénient de leurs applications consisterait-il seulement dans l'accroissement des charges qu'ils entraîneraient ?

Dans le voisinage d'Alexandrie, sur la route du Caire, se trouve le lac Maréotis, qui couvre une vaste étendue de terrain, et qui est alimenté par l'eau de la mer : ces terrains sont devenus des marécages improductifs, dont le voisinage est très-compromettant pour la salubrité de la ville; heureusement le vent du nord règne le plus ordinairement et chasse vers le désert les miasmes dangereux qui émanent d'eaux sans écoulement.

Du lac Maréotis, on parcourt le Delta dans toute sa longueur pour aller au Caire.

Autant le sol d'Alexandrie est sec et aride, autant celui du Caire présente l'aspect de la plus merveilleuse végétation. La ville est traversée dans toute sa longueur par un canal, El-Kalish, qui reçoit l'eau du Nil à l'époque de l'inondation; percée de 25 rues principales, 300 traverses, autant d'impasses et d'innombrables ruelles; ornée de diverses places dont les plus grandes n'offrent rien de remarquable, et comprenant environ 30,000 maisons, un peu plus seulement que de rues, puisque au dire de certains voyageurs, on compte jusqu'à 26,000 rues, ruelles, traverses ou impasses au Caire.

Que dire maintenant de plus, si ce n'est que dans ces ruelles étroites et tortueuses, on se heurte, poussé par la foule, aux Cophtes, aux fellahs, etc., à toutes ces races diverses depuis le blanc jusqu'au noir, sans qu'il soit facile de retrouver un seul vrai descendant des anciens Égyptiens; que ces 30,000 maisons sont habitées par des gens qui s'habillent, mangent, boivent et aiment comme ils l'entendent, sans que personne s'en inquiète, que la ville sert de refuge à ceux qui ont besoin d'échapper à la justice et cela jusqu'au jour où l'on voudra bien comprendre que l'art de gouverner les hommes se modifie ici-bas avec les mœurs et la position géographique; qu'elle est environnée de tous côtés par les cimetières, égaux en étendue au 1/4 de la ville des vivants; que dans un rayon de 20 lieues il y a absence de marécages et qu'à certaines heures de la journée le thermomètre accuse des températures fantastiques?

Nous ne parlons, bien entendu, que de l'Égypte de 1865, car nous savons que cette dernière renferme dans son sein une Égypte primitive, enveloppée pendant bien longtemps des plus noires ténèbres, qui, grâce aux travaux de MM. Biot, Champollion, de Rougé, Auguste Mariette, commence à être aussi connue que la Grèce et Rome ; mais ces grands résultats, si précieux pour l'histoire, n'ont produit aucune influence civilisatrice sur les masses, qui jusqu'à aujourd'hui les ignorent complétement, et d'ailleurs y sont indifférentes.

De ce qui précède nous sommes donc amenés à dire que la décadence de ce mystérieux Orient, berceau, si la science dit vrai, de nos croyances religieuses, de nos idiomes, de notre civilisation, tient moins à des questions de race qu'à des causes d'un ordre plus élevé.

Chacun sait ce que la domination ottomane a fait des plus fertiles pays de la terre où l'humanité reste pétrifiée, par l'influence de l'islamisme, sous des lois qui ne changent pas plus que les lois naturelles : les unes et les autres étant également réputées divines. Faut-il s'étonner dès lors si l'Égypte, qui renferme aujourd'hui les plus fervents sectateurs, les plus utiles défenseurs du Coran, qui est d'ailleurs le point d'intersection entre l'Asie et l'Europe, est le rendez-vous fixé d'avance où les pèlerins musulmans importent le choléra ?

Expliquons-nous, et exposons en quelques mots la voie parcourue par la caravane qui, partant des bords du Gange, se rend à la Mecque et se compose de croyants aspirants au titre vénéré de Hadji.

Déjà bien avant notre époque, les travaux de Louis Bastema, de Vincent Leblanc, de Jean Weld, etc., de Burkardt, et de nos jours, ceux du capitaine Burton, du baron de Matzan, ont fait connaître les lieux saints, les pèlerinages qui s'y font, et cela dans les plus petits détails. M. le docteur Schnepp a approfondi les sources, discuté leur valeur réciproque, fait connaître les conditions d'existence des pèlerins musulmans pendant leur voyage, leur séjour à la Mecque, etc.

Comme résumé des récits de ces divers auteurs nous présentons l'exposé suivant, sur lequel nous nous permettons d'insister, car il est capital.

Des bords marécageux de l'Indus et du Gange, où le choléra est endémique, les pèlerins se réunissent en masse, en caravane, pour se rendre à la Mecque. Cette caravane sème sur sa route des déjections cholériques et des cadavres qui sont autant de foyers d'infection pour les pays qu'elle traverse, et pour les caravanes venues des autres parties de l'Asie, des rives du Tigre, de l'Euphrate, de la Perse, de l'Afghanistan, etc. Arrivées à Médine et à la Mecque, ces masses se réunissent à toutes les caravanes de l'Arabie, de l'Égypte, de l'Algérie, de la Syrie, de la Turquie; le choléra trouve dans cette foule compacte un milieu éminemment favorable à son développement. Tout ce monde en effet, rudement éprouvé par les fatigues du voyage, campe en plein air, pêle-mêle avec les bêtes de somme : chameaux, chevaux, ânes, mulets. Les débris, détritus et évacuations de toute provenance sont abandonnés également en plein air, au milieu du campement : de ces foyers d'infection naissent des maladies graves, des épidémies de typhus, de dyssenterie, de peste, de choléra, dont la guérison est abandonnée à la Providence; car après tout, pour tout bon musulman, mourir pendant le saint pèlerinage, n'est-ce pas là le plus sûr moyen d'obtenir le suprême bonheur?

Viennent ensuite les minutieuses et nombreuses cérémonies qui constituent le Hadji, et qui aboutissent au mont Arafat, montagne sainte aux yeux des musulmans, plus vénérée même que la Mecque avec la Kaaba-Beit-Allah, au sommet de laquelle s'accomplissent les actes d'adoration obligatoires; puis on redescend. et chaque pèlerin doit alors égorger un animal, mouton, chèvre, bœuf, dont les détritus sont abandonnés sur place, et forment de nouveaux foyers d'infection, non moins pestilentiels que les précédents.

Le pèlerinage fini, chaque caravane s'en retourne par la route suivie pour venir. Toutes celles qui appartiennent à la Turquie d'Europe, et aux pays musulmans de l'occident, traversent le Caire et l'Égypte pour se rendre dans leurs contrées respectives. A leur arrivée, les indigènes coreligionnaires des pèlerins, accourent à eux, se mêlent aux Hadjis vénérés, à peine débarqués, touchent avec respect leurs haillons sacrés, écoutent avec admiration les longs récits du saint pèlerinage, et ne tardent pas à être victimes du fléau, qu'ils portent à leur tour en tous sens dans l'intérieur.

Ainsi donc : choléra né dans l'Inde, jeté par les pèlerins de ce pays à Djeddad et à la Mecque, transmis par eux à leurs coreligionnaires réunis en ces lieux, transporté par ceux-ci soit au Caire soit à Alexandrie, répandu par les voyageurs [1] sur l'Égypte et dans les villes du littoral. Or, si cette maladie est transportable d'un endroit dans un autre, transmissible d'une masse dans une autre, d'un individu à un autre, je défie de trouver une maladie qui soit plus contagieuse, et qu'en conclure, sinon que le choléra doit être arrêté dans sa route par une décision internationale, seule capable de produire un résultat efficace ?

Indépendamment des considérations précédentes, qui sont générales, et à notre avis dominent la situation, d'autres causes d'insalubrité publique, locales, et non moins dangereuses, seraient à examiner avec soin.

Ainsi, par exemple, nous ferons remarquer ce que les divers rits funéraires peuvent présenter d'intéressant, soit au point de vue de l'hygiène de ces pays

[1] Nul écrivain jusqu'ici n'avait cherché à montrer par quels liens, se rattachent les quatre épidémies que les pèlerins de la Mecque ont répandues par l'Europe et de quel secours est leur exposition parallèle pour leur intelligence réciproque. Le premier des historiens, M. le docteur Foissac, a vu l'unité de ces périodes, jusqu'alors confuses, et en a coordonné le vaste tableau autour de son vrai centre. Son ouvrage offre donc un intérêt saisissant, et renferme sur l'épidémie de 1865 des faits de la plus haute importance.

brûlants, soit en étudiant les procédés d'embaumement des anciens Égyptiens, si bien décrits par Hérodote, soit la substitution si salutaire, faite chez certains peuples, de la combustion des corps à leur inhumation. En recherchant ce qu'étaient autrefois les lieux de sépulture en Orient, quelles réflexions ne nous suggérerait pas la comparaison de cet ancien système d'inhumation avec celui qui est suivi de nos jours par les mêmes peuples ? Comme les anciens entendaient autrement que leurs descendants l'hygiène nécessaire à leurs pays ! aussi n'avaient-ils pas à redouter les épidémies si meurtrières dont est menacé sans cesse l'habitant de ces tristes contrées. Les inhumations faites avec soin hors des villes, l'enfouissement des corps, préalablement embaumés, dans des excavations pratiquées sur les flancs des montagnes, hors de portée des eaux, était le système suivi tout le long de la vallée du Nil ; il n'en faut pour preuve que ces hypogées, ces galeries souterraines, dont sont criblées les sinuosités de la double chaîne arabique et libyque : que l'on compare maintenant cette pratique salutaire, appliquée aux cadavres humains, comme à ceux de presque tous les animaux, avec le mode d'inhumation suivi aujourd'hui dans les cimetières musulmans !

Pour faire comprendre entièrement l'effroyable calamité à laquelle l'Égypte est exposée par les conditions géographiques et religieuses où elle se trouve, nous devrions peut-être donner ici quelques détails statistiques sur le nombre de victimes enlevées par le fléau, à ses différentes apparitions, et essayer d'établir un rapport entre la mortalité existant en temps ordinaire et celle existant en temps d'épidémie. Nous hésitons à entrer dans cette voie; car il ne faut pas oublier qu'en Égypte les registres de l'état civil sont fort mal tenus. Quelqu'un meurt, on l'enterre, besoin n'est d'aucune déclaration, d'aucune constatation. Quelle part alors faire, dans tous ces chiffres officiels, au calcul, aux analogies forcées, à l'illusion?

Nous pourrions peut-être aussi, au point de vue de l'assainissement général, examiner d'autres coutumes locales, mais leur étude nous entraînerait bien loin des limites que nous avons posées à ce modeste travail. Bornons-nous aux causes principales; elles nous suffiront amplement pour arriver aux conclusions qui vont terminer ce rapide aperçu.

CONCLUSION

Sur la route de l'extrême Orient se trouve l'Egypte, halte marquée par les pèlerins revenant de la Mecque et de Djeddah, pour célébrer au Caire la fête du Tapis ou Moullet-eb-Nabi.

Le choléra, importé du Gange par les pèlerins, trouve en Égypte un milieu tout à fait favorable à son développement. Sous l'influence de causes générales et locales, il prend des proportions formidables.

De l'Égypte le fléau est importé dans tous les autres ports du littoral méditerranéen, et de là dans toutes les parties de l'Europe.

Puisque le choléra a son origine aux bords du Gange, que ne cherche-t-on à arrêter le mal à sa source? Ce moyen, le meilleur, le plus rationnel à nos yeux, n'a qu'un défaut, mais capital, il est vrai: c'est que, pour une foule de motifs, tenant aux rapports internationaux, aux croyances religieuses, il est tout simplement impossible dans la pratique, il est irréalisable; il n'y faut donc pas penser, pour le moment du moins.

Mais si l'Inde, par suite de son éloignement et des difficultés sans nombre qui s'opposent à notre influence, nous échappe, l'Égypte, du moins, est comparativment proche de nous : là, nous avons plus de facilités pour nous faire entendre; n'attendons rien, ou presque rien, des musulmans : vouloir corriger le fanatisme, c'est vouloir l'impossible. Le fanatisme ne se corrige pas, il se punit; mais, sans avoir recours à des extrémités toujours regrettables et se retournant presque toujours contre le but qu'on veut atteindre, que l'Europe intercepte la route du fléau au moyen de barrières hygiéniques, soumises à son contrôle, ayant un caractère international et partant efficace; qu'elle obtienne la mise à exécution de certaines mesures d'hygiène locale, pour empêcher, par exemple, que les produits de décomposition des cadavres ne se répandent dans l'atmosphère autrement que dans un état de division tel qu'ils ne puissent exercer aucune action nuisible sur la santé publique[1]; qu'elle obtienne également la mise en

[1] Quand on parle aux mahométans des inconvénients qui peuvent

pratique d'un règlement de *voirie.* C'est son devoir, et aussi son droit, car en agissant ainsi, elle agit au nom de sa propre conservation. Là où il faut compter avec la mort, où il s'agit de l'humanité entière, les exigences, les défiances politiques, pourraient et devraient, à notre avis, disparaître. Il y a urgence, d'ailleurs : la fréquence des invasions rend le choléra presque permanent, et les quarantaines locales, sur le littoral européen, n'amenant jamais d'isolement complet, n'empêcheront rien : leur insuffisance, désormais reconnue, ne peut que causer un tort immense aux intérêts commerciaux, sans entraver sensiblement la marche du fléau. C'est au foyer même qu'il faut atteindre le mal, l'étouffer, s'il est possible : ne compter que sur l'Europe, et pas du tout sur les Orientaux[1], qui, loin de chercher à se

résulter de leur mode d'inhumations, qui laisse un libre cours aux émanations cadavériques, et doit être un des auxiliaires les plus actifs du choléra épidémique, ils répondent que leur religion défend de placer les morts dans une fosse plus profonde pour qu'au jour de la résurrection, il puissent plus facilement sortir de leurs tombeaux.

[1] L'intendance sanitaire d'Égypte, il est vrai, a envoyé à la Mecque une commission composée de médecins ayant sa confiance, afin de constater l'état sanitaire du pays au moment où le fléau sévissait ; mais arrivée, paraît-il, trop tard, cette commission n'aurait pu se livrer à des études opportunes, et n'aurait pu ainsi remplir le mandat dont elle était chargée.

raviver à notre contact, se retranchent derrière leurs montagnes, leurs déserts, se condamnent à une ruine inévitable par la barbarie, le fanatisme, qui forment la base de leur caractère, de leurs croyances, et ne veulent rien accepter de l'Occident chrétien, pas même la possibilité d'échapper à la mort.

PARIS. — IMP. SIMON RAÇON ET COMP., RUE D'ERFURTH, 1.

www.ingramcontent.com/pod-product-compliance
Ingram Content Group UK Ltd.
Pitfield, Milton Keynes, MK11 3LW, UK
UKHW020223200726
13856UKWH00004B/1590